CHEMIN DE FER
DE PARIS A MEAUX.

NOTE EXPLICATIVE

DES

PIÈCES ET PLANS SUPPLÉMENTAIRES

PRODUITS PAR

MM. MONY, FLACHAT ET PETIET,

INGÉNIEURS CIVILS,

A LA COMMISSION D'ENQUÊTE DU DÉPARTEMENT DE LA SEINE,

ET

COMPARAISON SOMMAIRE DE LEUR PROJET

AVEC CELUI DE

M. BAUDE, INGÉNIEUR DES PONTS-ET-CHAUSSEES.

1839

CHEMIN DE FER
DE PARIS A MEAUX.

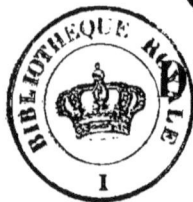

Les pièces et plans supplémentaires produits par MM. Mony, Flachat et Petiet, sont au nombre de sept, savoir :

1°. Plan, profils et devis comparatifs de l'embranchement des deux tracés proposés sur le chemin de Rouen et du Hâvre ;

2°. Plan, profil et devis de la nouvelle arrivée à Meaux éventuellement proposée par MM. Mony, Flachat et Petiet, et de la continuation de leur tracé dans la vallée de la Marne ;

3°. Tableau comparatif des populations intermédiaires et des distances qui les séparent des deux tracés ;

4°. Plans et profils des embranchemens du tracé de MM. Mony, Flachat et Petiet, sur la Voirie de Bondy, et devis comparatif ;

5°. Tableau comparatif des prix élémentaires de terrassement admis par MM. Mony, Flachat et Petiet, et par M. Baude, dans la composition de leurs devis ;

6°. Tableau comparatif des distributions de terrasse proposées par MM. Mony, Flachat et Petiet, et par M. Baude, dans leur devis ;

7°. Application des prix proposés par M. Baude, aux distributions de terrasses proposées par MM. Mony, Flachat et Petiet ;

La comparaison entre les deux projets se divisera comme il va être dit, et c'est dans chacune des divisions de cet exposé que nous expliquerons les différentes pièces supplémentaires produites par nous :

1°. Point de départ, et embranchement sur le chemin de Rouen ;

2°. Point d'arrivée, et prolongation dans la Vallée de la Marne ;

3°. Parcours et service des localités intermédiaires ;

4°. Service de la Voirie ;

5°. Evaluation des dépenses.

§ 1.

Notre projet part de l'angle du bassin de la Villette le plus voisin de la barrière Saint-Martin, se dirige, sans toucher à aucune autre propriété bâtie que celle qui forme le fonds du boulevard extérieur, à travers la plaine qui sépare la Chapelle de la Villette, conserve par ses ponceaux toutes les communications existantes dans cette plaine, et arrive au canal Saint Denis qu'il traverse à la même hauteur que celle des ponts déjà existans pour la traversée de la route royale de Saint-Denis et de la route de la Révolte au-dessus du même canal.

Les terrains où notre point de départ est établi n'étant pas bâtis, ni quant à présent recherchés par la spéculation, nous pouvons sans dépenses considérables y établir notre gare de départ avec tous les développemens nécessaires.

Le projet de M. Baude part de l'angle du Bassin de la Villette le plus éloigné de la barrière Saint-Martin. Il traverse la Villette, les prés Saint-Gervais, Noisy et Bondy; il coupe dans la Villette la rue Bourré, la rue de Metz, la rue de Belleville; dans Noisy, la route départementale, n°,23; dans Bondy, la rue Saint-Denis; et l'ingénieur propose de rétablir les communications par des passages de niveau.

Si l'on considère d'abord les deux points de départ par rapport au service des voyageurs, le nôtre a un léger avantage sur celui de M. Baude, puisqu'il est un peu plus près de la barrière Saint-Martin.

Sous le point de vue de l'intérét de la commune de la Villette, notre projet est de beaucoup supérieur:

1° Parcequ'il n'attaque pas la commune dans la partie riche et bâtie, et qu'il ne vient pas jeter le trouble et l'arrêt de l'expropriation sur des terrains que fécondent aujourd'hui d'actives spéculations industrielles et commerciales.

2° Parcequ'il n'attaque aucune fabrique, tandis que celui de M. Baude coupe plusieurs établissemens de la plus grande importance, entre autres celui de M. Higonet.

3° Parceque dans des terrains d'un prix aussi élevé, on ne peut établir de gares de chemins de fer avec tous leurs développemens, qu'au prix d'énormes sacrifices, dont le chiffre ne peut être calculé avec certitude, puisqu'il dépend d'une décision d'un jury d'expropriation.

4° Parceque les passages de niveau proposés dans la Villette, Noisy, etc., sont des barrières de la plus grande incommodité pour la population, qui doit les repousser avec d'autant plus d'énergie, que là, le peu de différence existant sur ces points entre le niveau des rails et celui du sol ne permettrait pas d'y établir des ponts, à moins de dépenses très considérables.

Sous le point de vue d'économie, notre projet est supérieur par le motif que nous venons d'indiquer. Nous pouvons, à moindres frais, en raison de la différence de valeur des terrains, établir une gare plus spacieuse, et concilier l'intérêt du service et celui de la compagnie.

Sous un dernier rapport enfin, notre projet l'emporte de beaucoup sur le projet concurrent. C'est celui de la possibilité d'embranchement sur le chemin de Rouen et du Hâvre.

Il est évident qu'un tel embranchement est du plus haut intérêt. Il importe, en effet, de diminuer le nombre des têtes de chemin de fer autour de Paris, et la réunion de plusieurs services sur un même point peut présenter de notables sources d'économie aux compagnies exploitantes. Si le chemin de Meaux s'embranchait sur celui de Rouen, il pourrait en résulter pour la compagnie concessionnaire du chemin de Meaux une économie de près de 500,000 fr. qui, d'après nos devis, composent le prix d'achat des terrains nécessaires pour la gare, et sa dépense d'établissemens des bâtimens et salles des voyageurs, des quais et outillages du service des marchandises.

La ville de Meaux et toutes les localités intermédiaires, verraient sans doute avec une grande faveur une combinaison qui assurerait :

1° A leurs voyageurs, une pénétration assez avancée dans la ville, et qui les ferait participer à l'avantage des nombreuses stations d'omnibus qui viendront nécessairement se grouper autour de la tête du chemin de Rouen.

2° A leurs marchandises, un parcours continu et sans rupture de charge, entre Meaux, les grands ports ou bassins, et la Seine, considération de la plus haute importance pour qui connaît l'état des relations commerciales de la vallée de la Marne avec la vallée de la Seine.

Nous devons à l'obligeance de M. Lebobe, directeur du chemin de Rouen et du Hâvre, la communication du profil de ce chemin depuis Paris jusqu'à Saint-Denis. Nous avons pu y rattacher ainsi le nôtre avec certitude, ainsi que celui de M. Baude.

Le plan, les profils et le devis comparatif de ces deux embranchemens sont produits sous le n° I des pièces supplémentaires. Voici les donnés générales de cette comparaison :

	Pour notre projet.	Pour le projet de M. Baude.
Longueur de l'embranchement.	2,509 m.	6,364 m.
Dépense.	880,000 fr.	2,610,00 fr.
Dépense par mètre courant.	350 fr.	411 fr.

Cette différence dans la dépense tient à ce que, pour relier le tracé de M. Baude avec le tracé du chemin de Rouen, il faut le faire passer par-dessus le canal de l'Ourcq, puis par-dessus le canal de Saint-Denis, ce qui oblige à maintenir le chemin de fer constamment en remblais sur une forte hauteur.

Nous avons dit que l'embranchement sur le chemin de Rouen diminuerait les dépenses d'établissement de 500,000 fr. Le coût de l'embranchement lui-même étant de 880,000 fr., il en résulte donc que la dépense additionnelle mise à la charge de l'entreprise du chemin de fer de Meaux, pour l'embrancher sur celui de Rouen, serait de 380,000 fr. Une entrée jusque dans le cœur du faubourg Poissonnière, avec tous les avantages qui en résultent, ne serait pas trop payée à ce prix.

Avec le projet de M. Baude, il faudrait au contraire acheter cet avantage par 2,100,000 fr., ce qui constitue pour ce projet une impossibilité réelle de l'embrancher sur le chemin de Rouen.

§ 2.

D'après les propositions primitives, notre point d'arrivée à Meaux, était à l'intersection de la route royale de Paris et du canal de l'Ourcq, et celui de M. Baude était à la place du marché dans le faubourg de Meaux.

M. Baude a déjà déclaré qu'il changeait son point d'arrivée, et le portait à la place Lafayette, sur la rive droite de Meaux.

Nous croyons que les quatre cents mètres de différence de longueur qui existent, par rapport au centre de la ville, entre l'arrivée à la place Lafayette et l'arrivée choisie par nous, ne constitueraient pas une différence sensible dans la circulation des voyageurs, et si cette considération était la seule, nous n'hésiterions pas à déclarer, de la manière la plus affirmative, que la dépense additionnelle à faire pour arriver à la place Lafayette, au lieu du premier point choisi, ne serait pas couverte par un revenu additionnel proportionné.

Mais deux considérations peuvent déterminer le choix définitif de la place Lafayette.

1° Ce point d'arrivée serait plus commode pour le service des marchandises.

2° En modifiant le tracé dans ce sens, le prolongement dans la vallée de la Marne devient beaucoup plus aisé. Les travaux à effectuer rentrent alors dans les travaux habituels et d'une application facile. Ainsi le pont pour traverser la Marne a des rails au-dessus de l'étiage à la même hauteur que celle qui a été fixée par l'administration des ponts-et-chaussées pour la traversée du chemin de fer de Saint-Germain au-dessus de la Seine à Asnières.

En conséquence, nous déclarons que si la commission d'enquête du département de la Seine, placée de manière à porter un jugement impartial et désintéressé dans cette question, estime qu'il y a lieu de modifier notre projet quant au point d'arrivée à Meaux, et de le porter à la place Lafayette, cette modification deviendra dès-lors obligatoire pour nous, et nous nous engageons à l'introduire dans nos propositions définitives à l'administration supérieure.

Notre devis de cette nouvelle arrivée est dressé comparativement avec la portion correspondante dans l'ancien tracé. Il s'en suit que cette modification entraînerait une dépense additionnelle de 480,000 fr.

Quant à la prolongation du tracé dans la vallée de la Marne, nous en produisons le plan et le devis. Il en résulte que pour traverser la Marne, et le contrefort sur lequel est assise la route de Soissons, il faudrait une dépense de 1,140,000 fr.

Le projet de M. Baude arrivant comme le nôtre à la place Lafayette, les deux projets sont égaux sous ce point de vue.

Mais ils ne le sont pas pour la prolongation dans la vallée de la Marne.

Nous n'avons pas dressé le plan et le devis de cette prolongation du projet concurrent dans la crainte de paraître avoir cherché une solution plus contraire ou plus difficile peut-être que celle qu'aura pu trouver l'habile ingénieur que nous combattons. Nous nous bornons ici à déclarer, jusqu'à ce qu'il ait produit des plans de détails susceptibles d'être discutés, que la prolongation de son tracé dans la vallée nous paraît très difficile; qu'étant aussi voisin qu'il l'est de la Marne, il ne peut la traverser en conservant un rayon de courbure suffisant que par un pont très biais, et que, dans tous les cas, il vient rencontrer le contrefort et la route de Soissons beaucoup plus haut que nous, ce qui obligerait à faire un souterrain de 700 mètres au moins. Dans ce cas, la dépense ne serait pas moindre de 2,200,000 fr. (1).

Nous ne parlerons pas ici de la possibilité d'embranchement alléguée par M. Baude, en faveur de son projet, sur la grande ligne de Paris à Strasbourg par la vallée du Grand-Morin. Outre que notre tracé se prêterait (à des conditions un peu plus coûteuses, il est vrai)

(1) Si M. Baude se rapprochait de Meaux, pour diminuer la longueur de son souterrain il serait obligé de jeter un quatrième pont sur la Marne; ce qui l'entraînerait a en faire un cinquième plus loin, et ses dépenses seraient encore plus élevées.

à cette même combinaison, de telles hypothèses sont d'une éventualité tellement hasardée, la grande ligne de Paris à Strasbourg par Sézanne est si mal conçue dans l'intérêt général du royaume, son exécution, en tous cas, est si loin de nous, que de telles considérations ne peuvent être invoquées sérieusement.

On conçoit que la prolongation successive du chemin de Meaux dans la vallée de la Marne, pour gagner La Ferté, Château-Thierry, Épernay, et par des prolongations partielles, puisse entrer dans les idées d'avenir d'une compagnie, et pèse pour quelque chose dans son desir d'exécuter le chemin de Meaux. Mais toute autre espérance serait rejetée par des hommes sérieux.

§ 3.

PARCOURS ET SERVICE DES LOCALITÉS INTERMÉDIAIRES.

Les deux tracés diffèrent notablement sous ce point de vue.

Notre tracé, depuis Paris jusqu'a Claye, dessert des populations qui ne sont actuellement servies ni par la grande route de Paris à Meaux, ni par le canal de l'Ourcq, savoir :

Aubervilliers.	2496 habitans.
Drancy.	207
Aulnay.	340
Sevran.	243
Gressy.	69
Mitry.	1309
	4664

Le tracé de M. Baude dessert, au contraire, jusqu'à Claye, des localités qui ont en ce moment la grande route, ou les bateaux-postes. Savoir :

Noisy.	1531
Bondy.	600
Livry.	720
A reporter.	1861

Report.	1861
Le Vert-Galant.	200
Ville-Parisis.	325
Vaujours.	641
Claye.	976
	4993

Au-delà de Claye, les deux tracés desservent également bien Villenoy.

Nous desservons mieux que M. Baude :

Charmentray.	214
Trilbardou.	385
	599

M. Baude dessert mieux que nous :

Fresnes.	377
Precy.	304
Vignoles.	98
	779

Nous n'avons pas mis Claye parmi les populations desservies par notre tracé; cette exclusion n'est que relative. A nos yeux, c'est faire abus de l'espèce d'omnipotence dont dispose l'ingénieur créateur d'un projet, que de proposer, pour un village de 976 habitans, un monument aussi somptueux et aussi inutile que le viaduc de 241 mètres proposé par M. Baude pour la traversée de Claye, et qui lui a valu l'unanimité des voies du conseil municipal de ce village.

C'est faire abus du peu d'expérience que ces localités possèdent encore des avantages réels des chemins de fer, que de conquérir leurs suffrages par d'aussi énormes sacrifices, surtout si l'on songe que le viaduc devrait être fondé dans une vallée marécageuse, et que de telles fondations présentent des éventualités qui ne seront pas couvertes par les 248,000 fr. portés au devis de l'ingénieur pour le viaduc de Claye.

Il faut déclarer les chemins de fer impossibles si le concours des localités ne peut être obtenu qu'à ce prix. Il faut les déclarer impossi-

bles encore si l'on admet qu'un chemin de fer qui passe à 800 mètres d'une localité, qui est mis en communication avec elle par une
route bien tracée, ne peut pas desservir cette commune. Or, telle est
notre position par rapport à Claye, et nous croyons, et tous les
hommes sérieux admettront avec nous qu'un village de 976 habitans
peut se tenir pour satisfait d'avoir un chemin de fer à moins d'un
quart-d'heure de marche.

En somme, en relevant la totalité des populations desservies par
les deux chemins de fer, nous trouvons que dans un rayon de 500 m.,
notre projet dessert : (Tableau N° 3.)   2231 habitans.

    Celui de M. Baude :   3476

       Différence en sa faveur :   1245

Dans un rayon de 1,000 m., nous desservons :   5703
M. Baude dessert :   6368

    Différence en sa faveur :   665

Dans un rayon de 2,000 m., nous desservons :   8065
M. Baude dessert :   9951

      Différence en sa faveur :   1886

Dans un rayon de 2,500 m., nous desservons :   13504
    M. Baude dessert :   10602

Différence en notre faveur :   2902

Nous n'insisterons pas sur ce dernier résultat, qui nous donne
une supériorité importante sur le projet de M. Baude. Nous nous
arrêterons seulement au premier, qui lui donne sur nous un avantage de 1245 habitans à desservir.

Qu'est-ce qu'un tel avantage? Balance-t-il, par exemple, celui
qu'offre notre projet d'une facile entrée dans le cœur d'un des
principaux faubourgs de Paris, d'une communication, sans rupture
de charge, entre Rouen, le Havre et Meaux?

Qu'on fasse telle hypothèse qu'on voudra sur ces 1245 habitans;

qu'on les suppose voyageant chacun vingt fois, quarante fois par an sur le chemin de fer : ce seraient 49800 voyageurs. Supposez-en cinquante mille ; ils paieront, en moyenne, 1 fr. 50 c. : c'est un produit brut de 75,000 fr.; c'est un produit net de 37,500 fr. Otez de cette somme les 15,000 fr. que coûteront par an les quinze garde-barrières des quinze passages de niveau qui sont en plus dans le projet de M. Baude comparé avec le nôtre, et il ne restera pas l'intérêt à 10 p. 100 (c'est à ce taux que l'on annonce que l'argent sera placé dans le chemin de Meaux); il ne restera pas, disons-nous, l'intérêt à 10 p. 100 du monument de Claye.

Dans un rayon de de 500 mètres, nous desservons 2231 habitans , et M. Baude 3476. L'avantage est de 1245, soit $^1/_3$ environ. Or, dans le chemin de Saint-Germain, sur la recette annuelle de 1838, montant à 1,361,014 fr. 55 c., le produit des stations intermédiaires a été de 98,566 fr., soit $^1/_{14}$; l'avantage du projet de M. Baude sur le nôtre serait donc de $^1/_{42}$; on espère un produit de 1,200,000 fr., dont le quarante-deuxième est de 28,500 fr. L'hypothèse que nous faisions plus haut était donc plus favorable à nos concurrens que l'expérience acquise sur un autre chemin, placé dans de meilleures conditions, en raison de la grande activité de ses services.

Ajoutons, pour en terminer sur cette question, que cet avantage d'un meilleur service, pour les localités intermédiaires, n'est acquis que par une différence de plusieurs millions, ainsi que nous le prouverons plus loin, dans le prix d'établissement du chemin.

Que l'on ne peut pas admettre, d'ailleurs, que le chemin de fer détruise tous les services de messageries, ni surtout les bateaux-postes, qui conserveront un service réduit, sans doute, mais nécessaire, précisément pour les localités intermédiaires non desservies par nous.

§ 4.

SERVICE DE LA VOIRIE DE BONDY.

Cette question, qui est d'une importance considérable pour le chemin de Meaux, et qui suffirait à elle seule pour lui donner un caractère suffisant d'utilité publique, puisque le chemin de Meaux devient le seul moyen d'effectuer la translation complète de la voirie de Montfaucon à Bondy; cette question, disons-nous, n'avait pas d'abord été l'objet de nos études. Depuis que l'importance nous en a été révélée, nous en avons fait l'objet d'un travail aussi attentif que du reste de notre tracé, et nous sommes arrivés aux résultats les plus satisfaisans.

Nous produisons, sous le N° 4, les plans, profils et devis de notre embranchement destiné au service de la voierie.

Cet embranchement a deux parties. La première, destinée à l'embarquement des vidanges, à Paris, part à l'intersection du chemin de fer avec le chemin de la Villette à la Chapelle, et se dirige vers la barrière des Vertus. La longueur de cette partie est de 560 mètres. La plus grande hauteur de terrassement à effectuer est de 1 mètre 25 centimètres; la hauteur moyenne de 0 50 centimètres; c'est donc un travail aussi facile que peu coûteux. Le chemin s'arrête en face la barrière, de l'autre côté du boulevart extérieur.

La seconde partie de l'embranchement quitte le tracé principal à Groslay, et par une courbe de 1000 mètres de rayon, et un alignement de 2925 mètres, arrive dans la voierie, et au niveau du sol de cet établissement. Cette seconde partie de l'embranchement est d'un tracé aussi économique que la première; les plus fortes hauteurs de terrasse sont de 3 mètres 65 centimètres; la côte moyenne de 1 mètre 20 centimètres; la longueur des deux embranchemens réunis est de 3775 mètres, et leur dépense de 400,000 fr.

M. Baude dessert aussi la voirie par deux embranchemens, l'un de 511 mètres qui pénètre près de la voirie de Montfaucon, et l'autre de 1200 mètres qui arrive dans la voirie de Bondy, et dont M. Baude n'estime la longueur qu'à 600 mètres, parcequ'il arrête les rails à l'entrée de la voirie, tandis que nous admettons que la voirie doit être traversée tout entière. La dépense est évaluée par lui à 500,000 fr.

Nous produisons le devis de M. Baude avec les rectifications qu'il nous paraît devoir subir pour le rendre comparable avec le nôtre, ce qui élève la dépense à   55o,ooo fr.

L'embranchement de M. Baude est donc plus court et plus cher que le nôtre. Cela tient à l'obligation où il est, non seulement de faire un pont sur le canal de l'Ourcq, mais encore de maintenir ses rails à une grande hauteur en remblai avant et après son passage du canal. Il en résulte pour lui un cube considérable de terrassemens.

Cette circonstance, d'ailleurs, et cette sur-élévation des rails au-dessus du sol de la voirie est un grand inconvénient pour le service des vidanges. Pour des manutentions aussi importantes, l'arrivée au niveau du sol est une nécessité à laquelle nous satisfaisons complétement, à laquelle il est impossible de satisfaire dans les données où se trouve notre concurrent.

De la barrière des Vertus à la voirie, notre tracé a une longueur de   12,ooo mètres.

Celui de M. Baude,   1o,5oo
_____

Différence :   1,5oo mètres.

Notre proposition de tarif n'ayant pas fait mention des vidanges, nous devons réparer cette omission. Nous déclarons, en conséquence, que nous effectuerons le transport des vidanges, depuis le quai d'embarquement, à la barrière des Vertus, jusqu'à la voirie de Bondy, pour le prix de 1 fr. 5o c. la tonne ou les 1ooo kilogrammes de matières.

§ 5.

ÉVALUATION DES DÉPENSES.

C'est ici, suivant nous, la question fondamentale du projet. Quelle que pût en être l'utilité, si les dépenses qu'il doit entraîner n'étaient pas en rapport avec ses produits, les capitaux ne se trouveraient pas pour son exécution.

Or, il est certain que cette entreprise ne présente pas une marge considérable de bénéfices, et que ce n'est que par la plus stricte économie que l'on peut arriver à faire du chemin de Meaux une entreprise fructueuse pour des actionnaires.

Mais cette économie, ce n'est pas dans les devis qu'il faut la mettre ; c'est dans la réalité. C'est ce que nous nous sommes efforcés de faire en appliquant aux divers travaux du chemin de Meaux, non pas les élémens habituels de devis de travaux publics, mais les prix d'exécution définitifs et certains des chemins de fer de Saint-Germain et de Versailles, dont l'un de nous est l'un des ingénieurs.

Sans doute ces deux chemins ont présenté des circonstances plus difficiles, et des nécessités d'exécution plus coûteuses que celui que pourra présenter le chemin de Meaux. Et néanmoins, nous n'avons pas cru devoir diminuer leurs prix d'exécution ; et après les avoir appliqués, nous y avons ajouté une somme à valoir d'un huitième. Ainsi, nous l'espérons, nous aurons mis les capitaux employés à cette entreprise à l'abri de tout mécompte, et c'est aujourd'hui le seul moyen de rendre aux chemins de fer la faveur publique qu'ils ont certainement perdue.

C'est ainsi que nous sommes arrivés au devis suivant, dans lequel nous introduisons les modifications résultant de notre entrée à la place Lafayette :

Acquisitions de terrains et indemnités.	1,200,000 fr.
Terrassemens.	2,221,790
Ponts, passerelles, aqueducs.	555,000
Établissement de la voie.	2,443,000
Clôtures et barrières	125,000
Stations.	593,000
Ateliers, remisages, etc.	470,000
Matériel d'exploitation.	1,123,000
	8,730,790
Somme à valoir, 1|8.	1,091,348
	9,822,138
Embranchement de la Voirie.	400,000
	10,222,138 fr.

Le devis présenté par M. Baude faisait monter la dépense à 12,000,000. Mais dans cette somme sont compris 4,000,000 pour

les deux voies en fer; ce chiffre doit être de réduit 1 600,000 fr. si l'on fait le chemin à une voie seulement; il reste donc   10,400,000 fr. auxquels il faut ajouter pour l'embranchement à la Voirie   500,000
                                                                                   ——————
                                                                                   10,900,000

    Mais ce devis doit encore subir une nouvelle réduction. M. Baude a annoncé en effet qu'il pouvait supprimer le souterrain compris entre Précy et Villenoy, et évalué par lui   700,000 fr.
    Plus deux passages sous le canal de l'Ourcq, évalués par lui   167,000
                                                                                   ——————
                                                                            867,000

    Nous admettrons que les 1,500 mètres de chemin de fer qui remplacent le tracé avec souterrain, et passent sous le canal, coûteraient les deux tiers de cette somme. C'est le moins que l'on puisse admettre; autrement le premier parti pris par M. Baude ne s'expliquerait pas.   Ci 578,000
                                                                     ——————
                                                                     289000   289,000
                                                                              ——————
                                                                              10,611,000

Telle est donc l'évaluation à laquelle on serait conduit en adoptant tous les calculs, tous les élémens qui ont servi à M. Baude dans la composition de son devis.

Mais il est clair que cette hypothèse est sans intérêt, comme sans probabilité, et que ce qu'il faut savoir d'abord, c'est si les élémens employés dans la composition des deux devis sont les mêmes. Si les ingénieurs auteurs de ces devis sont partis de bases totalement différentes, leur chiffre total pourrait être plus rapproché encore que les deux chiffres qui précèdent, sans qu'il fût possible de juger sur le mérite comparatif des deux devis.

C'est à ce travail que nous nous sommes livrés, autant que nous que nous l'ont permis les pièces dont M. le président de la Commission du département de la Seine a prescrit, sur notre demande, qu'il nous serait donné communication.

Sous les Nᵒˢ 5, 6 et 7, nous produisons trois tableaux qui fournissent tous les élémens de cette comparaison.

Le tableau nᵒ 5 donne la comparaison des prix élémentaires admis par nous et par M. Baude pour le mètre cube de terrasse, transporté à une distance donnée.

Il résulte de ce tableau que M. Baude admet des prix élémentaires qui sont de 5o à 7o °/₀ inférieurs aux nôtres. Les nôtres sont les prix des marchés habituels passés par les Compagnies de Versailles et de Saint-Germain, dans les adjudications de travaux livrés à l'entreprise.

Le tableau Nᵒ 6 donne la comparaison des distributions de terrasses par M. Baude et par nous pour toute la ligne, et ramenés au mètre cube transporté à un mètre. Le résultat de ce calcul est, pour les terrassemens de M. Baude, un chiffre de 4,095,394,030

Et pour les nôtres de 728,483,800

C'est à peu près le rapport de 5 ¹/₂ à 1.

Enfin le tableau Nᵒ 7 présente l'application des prix élémentaires de M. Baude, à nos distributions de terrasse. Il résulte de ce travail que tandis que dans notre premier devis, celui du chemin de fer aboutissant près du débarcadère des bateaux-postes, nous arrivions à un chiffre de 2,021,790 fr.; les chiffres admis par l'Ingénieur du projet concurrent ne nous conduiraient qu'à 704,790 fr., soit 1,317,500 ou 65 p. °/₀ de moins

Cette différence énorme n'est pas la plus importante encore.

En examinant la distribution des terrasses que propose M. Baude, nous avons reconnu qu'elle différait très notablement de la nôtre. Nous nous étions donné pour limites de transport 2,400 mètres, parcequ'une fois cette limite atteinte, et souvent même avant cette limite, il est plus avantageux de mettre les déblais en cavalier, ou de faire les remblais par emprunts adjacens. Nous avions d'ailleurs admis que nous ne ferions aucun terrassement au wagon, non pas que cette méthode de terrasse ne puisse présenter de grands

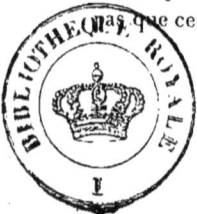

avantages, mais parcequ'on ne peut l'employer sur une grande échelle qu'avec un fort matériel dont la dépense est considérable. C'est donc sur ces principes que notre distribution de terrasse est faite, et dans cette distribution nous n'avons qu'un seul cube de 57,200 mètres à 2,400 mètres, puis un cube de 39,488 mètres à 1,300 mètres ; le nôtre est à 1,000 800, et la plus forte partie à 400 et 200.

Et cependant, pour 1,069,000 de mètres cubes, nous arrivons à 2, 021,790 fr. de dépenses.

Dans la distribution de terrasse de M. Baude, nous trouvons :

287,904 m. à 500 m. et au dessous de distance.

187,123	de	500	à	1000	»
86,200	de	1000	à	1500	»
310,214	de	1500	à	2500	v
537,241	de	2800	à	11,100	»

1, 348,682

Nous n'avons pas l'intention de faire ici un traité de terrassement. Nous nous bornerons à dire, en invoquant particulièrement l'expérience de celui d'entre nous qui a contribué à l'exécution de près de 400,000 mètres cubes de terrasses au wagon sur les chemins de Saint-Germain et de Versailles, que les données admises par M. Baude sont absolument infirmées par l'expérience; que des transports aussi importans, à d'aussi grandes distances, alors même qu'on les effectuerait par machines locomotives, ce qui a les plus graves inconvéniens, supposent un matériel considérable et plusieurs années pour l'exécution. Or, ce matériel, il n'y en a pas trace dans les devis de M. Baude, et quant au temps d'exécution, on va voir qu'il a besoin d'une grande rapidité de travail dans ses terrassemens.

En effet, un des remblais les plus importans de la ligne est celui de Precy ; et, dans sa distribution de terrasse, ce remblai doit être effectué avec les déblais à prendre de l'autre côté de la Marne. Mais, pour que ces déblais puissent traverser le fleuve, il faut que le pont sur la Marne soit construit. C'est ce qu'admet M. Baude, en effet; et, mettant toutes les chances de son côté, supposant que la loi de concession serait rendue en hiver, au lieu de l'être en été,

comme cela a eu lieu jusqu'ici, supposant que les formalités d'expropriation seront remplies avant que les eaux baissent, puis que les
eaux ne manqueront pas de baisser aussitôt les formalités termi-
nées, il admet que les fondations seront toutes sorties sans en-
combre avant les crues, et que ses deux ponts pourront être
exécutés en une campagne.

Cela n'est pas impossible sans doute; mais ce qui est absolument
impossible, c'est que des capitalistes sérieux admettent à ce point
l'étoile de l'ingénieur.

Quoi qu'il en soit de la magie admise pour l'exécution de ces ponts,
il ne restera pas beaucoup de temps pour exécuter les tranchées
d'amont du pont et les porter aux remblais d'aval ; une campagne
à peine. Car toute compagnie qui donnerait plus de deux campa-
gnes pleines pour exécuter le chemin de Meaux aurait souscrit sa
ruine à l'avance.

Et l'on peut croire qu'elle voudra se livrer à la chance des basses
eaux, et à tout l'imprévu des fondations en lit de rivière, et
qu'elle attendra l'établissement d'un ouvrage d'art aussi capital
qu'un pont pour l'employer comme voie de terrasse !

Tandis que dans tous les travaux publics, ce sont les grands ouvrages d'art qui déterminent le moment de l'inauguration, dans
le chemin de Meaux l'achèvement des deux principaux ouvrages
d'art ne serait que le prélude du travail de terrassement. Mais alors
combien ne faudrait-il pas de wagons, d'échafauds de décharges,
de croisemens de voie! et que faut-il penser du silence du devis
de M. Baude, à ce sujet?

Si c'est au projet de M. Baude que la préférence est accordée,
et si des capitalistes se trouvent qui viennent donner à ce jugement la sanction de leur concours et de leur crédit, nous affirmons
à l'avance que leur premier soin sera de rejeter loin d'eux les
chances malencontreuses de ces distributions de terrasses. Ils feront mettre en cavalier les remblais d'amont du pont de Précy ; ils
feront les remblais de Précy par emprunts.

Ils feront ainsi là et ailleurs, et partout où l'on s'est écarté des
limites tracées par l'expérience.

Ou plutôt , avant de s'engager, ils voudront connaître et savoir,
et ils reconnaîtront que la seule distribution de terrasse raisonna-
blement possible , dans le tracé de notre concurrent , donne un
cube effectif , non pas de 1,122,000 mètres cubes, énoncé par
erreur (le chiffre véritable est de 1,348,000), mais de 1,900,000
mètres cubes.

Or, 1,900,000 mètres cubes à 2 fr., chiffre moyen de nos évaluations , chiffre moyen des terrassemens de Saint-Germain et de Versailles , font 3,800,000 fr.

Et ce chiffre seul est la condamnation du tracé de nos concurrens.

En voilà sans doute assez sur les détails techniques, Messieurs ,
et nous en avons peut-être déjà abusé. Nous nous bornerons donc à
ajouter que nous avons fait sur le reste du devis de M. Baude le
même travail que sur ses terrassemens, autant que nous l'ont permis les pièces communiquées. Voici le résumé de notre travail.

Nous appliquons d'abord à notre tracé et à nos travaux les chiffres
de M. Baude.

Terrains et indemnités :	1,300,000 fr.
Terrassemens :	785,000
Travaux d'art :	440,000
Établissement de la voie :	2,443,000
Clôtures, (M. Baude ne compte pas).	»
Stations :	530,000
Ateliers :	298,900
Matériel :	801,100
	6,598,000
Somme à valoir, $^1/_{13}$:	507,000
	7,105,000
Embranchement de la voirie :	250,000
	7,355,000

Notre évaluation étant pour notre projet de 10,222,000
il s'ensuit que la différence d'évaluation entre
M. Baude et nous, pour nos travaux, est de   2,867,000

Nous avons vu aussi que l'évaluation du projet
de M. Baude doit être ramenée, en partant toujours
de ses élémens de calculs , à   10,611,000

   Notre projet coûterait suivant lui :   7,355000

Différence entre nos deux projets :   3,256,000

Si nous prenons le travail de M. Baude pour y appliquer à notre
tour nos chiffres, nous trouvons les résultats suivans :

	Prix suivant M. Baude.	Prix suivant nous.
Acquisitions de terrains, augmentées des acquisitions de 1400 mètres de longueurs de voie substitués au souterrain de Villenoy.	1,450,000 fr.	1,700,000 fr.
Terrassemens (même observ.).	2,550,000 fr.	3,800,000
Travaux d'art.	»	»
Pontceaux , passerelles, aqueducs.	390,000 fr.	600,000
NOTA. M. Baude propose des passages de niveau qui ne peuvent être acceptés par l'autorité ou les communes , et il omet plusieurs travaux.		
Pont du Pecq.	240,000	320,000
Pont de Vignely.	190,000	245,000
Viaduc de Claye.	248,000	300,000
Etablissement de la Voie.	2,443,000	2,443,000
Clôtures et Barrières.	»	125,000
Stations.	530,000	553,000
Ateliers de remisage.	298,000	470,000
Matériel d'exploitation.	1,000,000	1,123,000
	9,300,000	11,679,000
Embranchement de la voirie.	500,000	550,000
A reporter.	9,800,000	12,229,000

	Report.	9,800,000	12,229,000

Somme à valoir, portée par M. Baude à 900,000 fr. pour une dépense de 12 millions, réduite à 800,000 fr. pour une dépense de 10 millions 800,000

10,600,000

La somme à valoir est portée par nous à un huitième, soit. 1,526,000

13,755,000

Évaluations de M. Baude. 10,600,006

Différence : 3,155,000

La différence entre notre projet et celui de M. Baude est donc suivant nous, et en définitive de

SAVOIR :

Évaluation du projet de M. Baude, avec nos élémens. 13,755,000

Evaluation de notre projet, avec les mêmes élémens. 10,222,000

3,533,000

CONCLUSION.

1° Notre point de départ de Paris est supérieur à celui du projet concurrent, dans l'intérêt immédiat des voyageurs, dans l'intérêt de la commune de la Villette.

Il se réunit avec autant de facilité que d'économie au chemin de fer du Hâvre, et, dans ce cas, assure avec une augmentation de dépense de 300,000 fr. seulement, la pénétration du chemin de Meaux au centre du faubourg Poissonnière.

2° Les deux points d'arrivée à Meaux sont semblables. Le nôtre a toutefois un avantage, c'est celui de pouvoir plus facilement se prolonger dans la vallée de la Marne.

3° Le service des points intermédiaires est mieux fait par le chemin concurrent. Cet avantage qui existe jusque dans un rayon de 2000 mètres, nous est acquis au de-là. Dans le rayon de 500 mètres, cet avantage pour nos concurrens est de 1245 habitans.

4° L'embranchement et le service, de la voirie de Bondy se font plus économiquement et plus facilement par notre chemin que par celui de M. Baude.

5° Les devis sont faits d'après des bases tout-à-fait différentes. Si l'on nous applique les méthodes d'évaluations de M. Baude, on trouve pour la dépense de notre projet.   7,355,000

    Pour le sien   10,611,000
                                    ————————————

    Différence en notre faveur   3,256,000

Si nous appliquons, au contraire, nos méthodes de calcul au projet de M. Baude, nous trouvons, pour la dépense de son projet   13,755,000

    Pour le nôtre   10,222,000
                                    ————————————

    Différence en notre faveur   3,533,000

Nous attendons avec confiance le jugement de la commission,

S. F. MONY.

L'un des ingénieurs des chemins de fer
de Saint-Germain et de Versailles
(rive droite).

Eugène FLACHAT. J. PETIET.

Ingénieurs des compagnies soumissionnaires
des docks de Marseille et du Hâvre.

23 avril 1839.

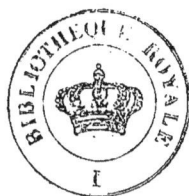